Table des matières p

Découvrez le pouvoir de l'alimentation anti-inflammatoire avec notre guide complet du régime anti-inflammatoire. Ce livre vous donne toutes les clés pour réduire l'inflammation dans votre corps et améliorer votre santé globale.

Notre régime anti-inflammatoire est conçu pour aider à réduire les inflammations chroniques, améliorer la digestion, renforcer le système immunitaire et favoriser un bien-être général. Il met l'accent sur des aliments naturels et sains qui ont des propriétés anti-inflammatoires reconnues.

1. COMPRENDRE L'INFLAMMATION - Apprenez les bases de l'inflammation et découvrez comment l'alimentation peut jouer un rôle crucial dans sa gestion.

2. LES ALIMENTS À PRIVILÉGIER - Découvrez une liste complète d'aliments anti-inflammatoires bénéfiques pour votre santé.

3. LES ALIMENTS À ÉVITER - Identifiez les aliments inflammatoires courants à éviter pour réduire l'inflammation.

4. PLANIFICATION DE REPAS - Obtenez des conseils pratiques pour planifier vos repas anti-inflammatoires et maintenir une alimentation équilibrée.

5. RECETTES SAVOUREUSES - Profitez d'une sélection de recettes délicieuses et nutritives conçues spécifiquement pour le régime anti-inflammatoire.

6. BIENFAITS POUR LA SANTÉ - Découvrez comment ce régime peut améliorer votre digestion, renforcer votre système immunitaire et réduire les risques de maladies inflammatoires.

7. CONSEILS PRATIQUES - Bénéficiez de conseils et astuces pour intégrer facilement le régime anti-inflammatoire dans votre vie quotidienne.

CHAPITRE UN

Qu'est-ce que l'inflammation ?

L'inflammation se produit chez tout le monde, que vous en soyez conscient ou non. Votre système immunitaire crée une inflammation pour protéger le corps contre les infections, les blessures ou les maladies. Il y a beaucoup de choses dont vous ne pourriez pas guérir sans inflammation.

Parfois, avec les maladies auto-immunes, comme certains types d'arthrite et les maladies inflammatoires de l'intestin, votre système immunitaire attaque les cellules saines.

L'inflammation est classée en deux types principaux :

• L'inflammation aiguë survient généralement pendant une courte durée (mais souvent grave). Il se résout souvent en deux semaines ou moins. Les symptômes apparaissent rapidement. Ce type restaure votre corps à son état avant une blessure ou une maladie.

• L'inflammation chronique est une forme d'inflammation plus lente et généralement moins grave. Cela dure généralement plus de six semaines. Cela peut se produire même s'il n'y a pas de blessure, et cela ne se termine pas toujours lorsque la maladie ou la blessure est guérie. L'inflammation chronique a été liée à des troubles auto-immuns et même à un stress prolongé.

Causes de l'inflammation

L'inflammation se produit lorsqu'un facteur physique déclenche une réaction immunitaire. L'inflammation ne signifie pas nécessairement qu'il y a une infection, mais une infection peut provoquer une inflammation.

Acute инфламматион

L'inflammation aiguë peut résulter de :

• une blessure

• exposition à une substance, telle qu'une piqûre d'abeille ou de la poussière

• une infection

Lorsque le corps détecte des dommages ou des agents pathogènes, le système immunitaire déclenche un certain nombre de réactions :

• Les tissus accumulent les protéines plasmatiques, entraînant une accumulation de liquide qui entraîne un gonflement.

• Le corps libère des neutrophiles, un type de globule blanc, ou leucocyte, qui se déplacent vers la zone touchée. Les leucocytes contiennent des molécules qui peuvent aider à combattre les pathogènes.

• Les petits vaisseaux sanguins grossissent pour permettre aux leucocytes et aux protéines plasmatiques d'atteindre plus facilement le site de la blessure.

Les signes d'inflammation aiguë peuvent revenir avec des heures ou des jours, mettant fin à la journée. Dans certains cas, ils peuvent rapidement devenir graves. La façon dont ils se développent et leur durée dépendront de la cause, du type d'effet qu'ils ont et de facteurs individuels.

Certains facteurs et infections pouvant entraîner une inflammation aiguë comprennent :

• un ongle incarné

• un mal de gorge causé par un rhume ou une grippe

• bronchite aiguë, arthrite et autres maladies se terminant par "-c'est"

• Traumatisme physique ou blessure

Inflammation chronique

Une inflammation chronique peut se développer si une personne a :

Sensibilité : L'inflammation se produit lorsque le corps détecte quelque chose qui ne devrait pas être là. L'hypersensibilité à un déclencheur externe peut entraîner une allergie.

Maladies auto-inflammatoires : Un facteur génétique affecte le fonctionnement du système immunitaire, comme dans la maladie de Behçet.

Inflammation aiguë persistante : dans certains cas, une personne peut ne pas se remettre complètement d'une inflammation aiguë. Parfois, cela peut entraîner une inflammation chronique.

Exposition: Parfois, une exposition à long terme et à faible niveau à un irritant, tel qu'un produit chimique industriel, peut entraîner une inflammation chronique.

Troubles auto-immuns : le système immunitaire attaque par erreur les tissus sains normaux, comme dans le cas du psoriasis.

Les facteurs qui peuvent augmenter le risque d'inflammation chronique comprennent :

• âge avancé

• l'obésité

• un régime riche en graisses malsaines et en sucres ajoutés

• fumer

• faibles hormones sexuelles

• le stress

• problèmes de sommeil

Les maladies à long terme que les médecins associent à l'inflammation comprennent :

• ulcère chronique

• tuberculose

• la polyarthrite rhumatoïde

• parfois

• la colite ulcéreuse et la maladie de Crohn

• asthme

• sinusite

• hépatite active

L'inflammation joue un rôle vital dans la guérison, mais l'inflammation chronique peut augmenter le risque de diverses maladies, y compris certains cancers, l'arthrite, l'athérosclérose, la parodontite et la fièvre des foins.

Symptômes d'inflammation

L'inflammation aiguë peut causer :

• Gonflement.

• Peau rouge sur le site de la blessure.

• Douleur ou tendresse.

• Chaleur.

Les symptômes d'inflammation chronique peuvent être plus difficiles à détecter que les symptômes d'inflammation aiguë. Les signes d'inflammation chronique peuvent inclure :

• Région abdominale.

• Douleur à la poitrine.

• Fatigue. (exemple : lupus systémique)

• Fièvre. (exemple : tuberculeux)

• Douleur ou raideur articulaire. (ex. : polyarthrite rhumatoïde)

• Plaies buccales. (exemple : infection par le VIH)

• Démangeaison de la peau. (exemple : psopиasis)

Comment l'inflammation est-elle diagnostiquée ?

Il n'y a pas de test unique qui peut diagnostiquer l'inflammation ou les conditions qui la provoquent. Au lieu de cela, en fonction de vos symptômes, votre médecin peut vous proposer l'un des tests ci-dessous pour établir un diagnostic.

Tests sanguins

Il existe quelques soi-disant marqueurs qui aident à diagnostiquer l'inflammation dans le corps. Cependant, ces marqueurs ne sont pas spécifiques, ce qui signifie que des niveaux anormaux peuvent montrer que quelque chose ne va pas, mais pas ce qui ne va pas.

Taux de sédimentation des érythrocytes (ESR)

Le test ESR est parfois appelé test de vitesse de sédimentation. Ce test mesure indirectement l'inflammation en mesurant la vitesse à laquelle les globules rouges coulent dans un tube de sang. Plus ils coulent rapidement, plus il est probable que vous ressentiez une inflammation.

Le test ESR est rarement effectué seul, car il n'aide pas à identifier les causes spécifiques de l'inflammation. Au lieu de cela, cela peut aider votre médecin à identifier que l'inflammation se produit. Cela peut également les aider à surveiller votre état.

Viscosité du plasma

Ce test mesure l'épaisseur du sang. L'inflammation ou l'infection peut épaissir le plasma.

Électrophorèse des protéines sériques (SPE)

La SPE est considérée comme le meilleur moyen de confirmer l'inflammation chronique. Il mesure certaines protéines dans la partie liquide du sang pour identifier tout problème. Trop ou trop peu de ces protéines peuvent indiquer une inflammation et des marqueurs pour d'autres conditions.

Protéine C-réactive (CRP)

La CRP est naturellement produite dans le foie en réponse à l'inflammation. Un niveau élevé de CRP dans votre sang peut survenir en raison de plusieurs conditions inflammatoires.

Bien que ce test soit très sensible à l'inflammation, il n'aide pas à faire la différence entre l'inflammation aiguë et l'inflammation chronique, car la CRP sera élevée pendant les deux. Des niveaux élevés combinés à certains symptômes peuvent aider votre médecin à établir un diagnostic.

Autres tests sanguins

Si votre médecin pense que l'inflammation est due à des virus ou à des bactéries, il peut effectuer d'autres tests spécifiques. Dans ce cas, votre médecin peut discuter avec vous de ce à quoi vous attendre.

Autres tests de diagnostic

Si vous avez certains symptômes - par exemple, une diarrhée chronique ou un engourdissement sur un côté de votre visage - votre médecin peut demander un test d'imagerie pour vérifier certaines parties du corps ou du cerveau. Les IRM et les rayons X sont couramment utilisés.

Pour diagnostiquer les conditions inflammatoires gastro-intestinales, votre médecin peut effectuer une procédure pour voir les parties intérieures du tube digestif. Ces tests peuvent inclure :

• sigmoïdoscopie

• colonoscopy

• extrémité supérieure

L'inflammation ne nécessite pas toujours un traitement. Pour l'inflammation aiguë, le repos, la glace et de bons soins de la plaie peuvent souvent soulager l'inconfort en quelques jours.

Si vous souffrez d'inflammation chronique, votre fournisseur de soins de santé peut vous recommander :

Suppléments :

Certaines vitamines (vitamine A, vitamine C, vitamine D) et certains suppléments (zinc) peuvent réduire l'inflammation et améliorer la réparation. Par exemple, votre fournisseur de soins de santé peut vous prescrire un supplément d'huile de poisson ou une ou plusieurs vitamines. Ou vous pouvez utiliser des épices aux propriétés anti-inflammatoires, telles que le curcuma, le gingembre ou l'ail.

Injections de stéroïdes :

Les injections de corticoïde diminuent l'inflammation au niveau d'une articulation ou d'un muscle spécifique. Par exemple, si vous souffrez de polyarthrite rhumatoïde qui affecte votre dos, votre fournisseur de soins de santé peut vous administrer une injection de stéroïde dans la colonne vertébrale. Vous ne devriez pas avoir plus de trois à quatre injections de stéroïdes dans la même partie du corps par an.

Médicaments anti-inflammatoires non stéroïdiens (AINS) :

Ces médicaments en vente libre réduisent l'inflammation. Votre fournisseur de soins de santé peut vous recommander de l'ibuprofène (Advil®), de l'aspirine (Bayer®) ou du naroxen (Aleve®).

Herbes pour l'inflammation

Divers suppléments à base de plantes peuvent aider à gérer l'inflammation.

Curcuma :

La curcumine, l'ingrédient principal du curcuma, peut avoir des avantages pour l'arthrite, la maladie d'Alzheimer et certaines autres conditions inflammatoires.

Harragophytum procumbens :

Également connue sous le nom de griffe du diable, d'araignée de bois ou de plante à grappin, cette herbe est originaire d'Afrique du Sud et est liée à certaines plantes. Certaines recherches plus anciennes de 2011 ont montré qu'il peut avoir des propriétés anti-inflammatoires.

Gingembre:

Les gens utilisent depuis longtemps le gingembre pour traiter la dyspepsie, la constipation, les coliques et d'autres problèmes gastro-intestinaux, ainsi que la polyarthrite rhumatoïde. Le gingembre est disponible frais dans les épiceries ou en ligne sous forme de supplément.

Bonjour :

Les gens peuvent mélanger cette plante avec d'autres herbes, telles que la réglisse, pour le traitement de certaines affections pulmonaires, y compris l'inflammation des voies respiratoires. Cependant, son huile essentielle a conduit à des convulsions mortelles chez les animaux de laboratoire, la prudence est donc de mise.

Cannabis:

Un cannabinoïde appelé cannabichromène peut avoir des propriétés anti-inflammatoires. Les gens devraient d'abord vérifier si les produits liés au cannabis sont légaux là où ils vivent.

Le rôle de votre alimentation

Si vous voulez réduire l'inflammation, mangez moins d'aliments inflammatoires et plus d'aliments anti-inflammatoires. Basez votre alimentation sur des aliments entiers riches en nutriments qui contiennent des antioxydants et évitez les produits hautement transformés avec beaucoup de sucre et d'huiles ajoutés.

Les antioxydants agissent en réduisant les niveaux de radicaux libres. Ces molécules réactives sont créées comme une partie naturelle de votre métabolisme, mais peuvent entraîner une inflammation lorsqu'elles ne sont pas maîtrisées. Votre régime anti-inflammatoire devrait fournir un équilibre sain de protéines, de glucides et de graisses à chaque repas. Assurez-vous également de répondre aux besoins de votre corps en vitamines, minéraux, fibres et eau. Un régime considéré comme anti-inflammatoire est le régime méditerranéen, dont il a été démontré qu'il réduit les marqueurs inflammatoires, tels que le CRP et l'IL-6.

Un régime pauvre en glucides réduit également l'inflammation, en particulier pour les personnes souffrant d'obésité ou de syndrome métabolique. De plus, les régimes végétariens sont liés à une inflammation réduite

Avantages d'un régime anti-inflammatoire

Certains aliments sont connus pour contribuer à l'inflammation dans le corps. Un exemple est la viande rouge, qui contient beaucoup de graisses saturées. Les graisses saturées sont l'une des substances, avec les graisses trans et le sucre raffiné, qui poussent certaines cellules immunitaires à libérer des protéines inflammatoires dans le sang.

D'autres aliments ne déclenchent pas cet effet et, dans certains cas, peuvent réduire l'inflammation. Cela inclut les aliments riches en substances appelées antioxydants. Les antioxydants combattent les produits chimiques connus sous le nom de radicaux libres qui causent des dommages à long terme aux cellules et peuvent augmenter l'inflammation. on pense que le régime anti-inflammatoire freine l'inflammation chronique et aide à prévenir des affections telles que le cœur la maladie, l'arthrite et le cancer. Bien qu'il existe des preuves d'un avantage, on ne sait pas exactement dans quelle mesure le régime alimentaire peut aider.

Aliments à manger

Voici une liste d'aliments couramment recommandés dans un régime anti-inflammatoire :

Fruits :

Incluez une large gamme de fruits colorés tels que des baies, des cerises, des oranges, des pommes et des raisins. Ces fruits sont riches en antioxydants et en flavonoïdes, dont il a été démontré qu'ils combattent l'inflammation.

Légumes :

Mettre l'accent sur une sélection variée de légumes, y compris les légumes verts à feuilles comme les épices et le chou frisé, les légumes crucifères comme le brocoli et le chou-fleur, ainsi comme des options colorées comme les poivrons et les patates douces. Les légumes regorgent de vitamines, de minéraux et de phytonutriments qui peuvent aider à réduire l'inflammation.

Légumineuses :

Incorporez des légumineuses comme des lentilles, des pois chiches, des haricots noirs et des haricots rouges. Ils sont riches en fibres, en protéines et en divers nutriments, et peuvent être une alternative saine aux protéines animales.

Herbes et épices:

Utilisez des herbes et des épices connues pour leurs propriétés anti-inflammatoires, telles que le curcuma, le gingembre, l'ail, la cannelle et le romarin. Ceux-ci ajoutent de la saveur à vos repas tout en offrant des avantages potentiels pour la santé.

Grains entiers :

Out pour les grains entiers comme le riz brun, l'avoine, l'avoine et le pain de blé entier. Ceux-ci fournissent des fibres et des nutriments essentiels, et leurs sarbohydrates complexes ont un impact moindre sur les niveaux de sucre dans le sang, ce qui est bénéfique pour les inflammats. dans la gestion.

Santé et graisses :

Incorporez des sources saines de graisses saines, d'avocats, d'huile d'olive, de noix (amandes, noix) et de graines (graines de lin, graines de chia). Ces graisses contiennent des acides gras oméga-3, qui ont des propriétés anti-inflammatoires.

Poisson gras:

Inclure les poissons gras comme le saumon, le maquereau, les sardines et la truite. Ces poissons sont d'excellentes sources d'acides gras oméga-3, qui ont été associés à une réduction de l'inflammation.

Thé vert :

Profitez du thé vert, qui contient des antioxydants appelés catéchines qui ont des effets anti-inflammatoires.

Aliments à éviter

Voici une liste complète des aliments qu'il est généralement recommandé de minimiser ou d'éviter dans un régime anti-inflammatoire :

Graisses trans artificielles :

Évitez les aliments contenant des gras trans artificiels, que l'on trouve couramment dans les collations transformées, les produits de boulangerie et la margarine. Les graisses trans peuvent favoriser l'inflammation et augmenter le risque de maladie cardiaque.

Graisses saturées et trans :

Réduisez la consommation de graisses saturées présentes dans les coupes de viande grasses, les produits laitiers entiers et les aliments frits. En outre, limitez la consommation de viandes transformées riches en matières grasses et d'aliments contenant des huiles hydrogénées.

Aliments transformés et raffinés :

Limitez ou évitez les aliments hautement transformés tels que la restauration rapide, les collations emballées, les céréales sucrées et les desserts. Ceux-ci contiennent souvent des graisses trans, des sucres ajoutés et des glucides raffinés, qui peuvent favoriser l'inflammation.

Sucres ajoutés :

Minimisez ou éliminez les aliments contenant des sucres ajoutés, y compris les boissons sucrées, les bonbons, les pâtisseries et les desserts transformés. Une consommation élevée de sucre a été associée à une inflammation accrue et à divers problèmes de santé.

Huiles Végétales :

Limitez ou évitez l'utilisation d'huiles végétales raffinées telles que les huiles de maïs, de soja et de tournesol. Au lieu de cela, choisissez des aliments plus sains comme l'huile d'olive ou l'huile d'avocat, qui sont riches en graisses monoinsaturées.

Alcool excessif :

Limitez la consommation d'alcool, car une consommation excessive peut entraîner une inflammation et divers problèmes de santé. La modération est la clé si vous décidez de consommer de l'alcool.

Viandes transformées:

Minimisez la consommation de viandes transformées comme les saucisses, les hot-dogs et les charcuteries. Ils contiennent souvent des additifs, des conservateurs et des niveaux élevés de sodium, qui contribuent à l'inflammation.

Aliments riches en sodium :

Réduisez la consommation d'aliments riches en sodium comme les collations transformées, les soupes en conserve et les repas transformés. Un excès de sodium peut favoriser l'inflammation et avoir un effet négatif sur la santé cardiovasculaire.

Plans de repas

Voici quelques plans de repas pour plusieurs jours pour vous aider à démarrer :

Jour 1 :

Petit-déjeuner:

• Omelette aux légumes : préparez une omelette avec des blancs d'œufs ou des œufs entiers et remplissez-la de légumes sautés comme des épinards, des champignons et des poivrons. Assaisonnez avec des herbes comme le thym ou le basilic.

• Tomates en tranches : Dégustez des tomates en tranches sur le côté, saupoudrées de sel de mer et de basilic frais.

Déjeuner:

• Salade de pois chiches : mélangez des pois chiches cuits, des concombres coupés en dés, des tomates cerises, de l'oignon rouge et du persil. Habillez-vous avec du jus de citron et de l'huile d'olive.

• Poulet grillé ou tofu : servez une portion de poulet grillé ou de tofu avec la salade de pois chiches.

Snack :

• Noix mélangées : profitez d'une poignée de noix mélangées comme les amandes, les noix et les pistaches pour une collation nutritive.

Dîner :

• Morue au four : faites cuire un morceau de morue avec des tranches de citron et des herbes. Servir avec des patates douces rôties et des haricots verts cuits à la vapeur.

• Quinoa Pilaf : Préparez un pilaf de quinoa avec des oignons sautés, de l'ail et des légumes mélangés comme des courgettes et des poivrons.

Jour 2 :

Petit-déjeuner:

• Avoine pendant la nuit : combiner des flocons d'avoine, du lait d'amande, des graines de chia et une cuillère à soupe de beurre de noix. Laissez-le reposer toute la nuit et garnissez de bananes tranchées et d'une pincée de cannelle le matin.

• Œufs durs : dégustez quelques œufs durs pour ajouter des protéines.

Déjeuner:

• Salade d'épinards avec poulet grillé : mélangez des feuilles d'épice fraîches avec des lanières de poulet grillé, des tomates cerises, des amandes tranchées et une vinaigrette légère chanter.

• Salade de betteraves rôties et fromage de chèvre : Faites rôtir les betteraves et servez-les sur un lit de mesclun avec du fromage de chèvre émietté, des noix et un filet de vinaigre balsamique.

Collation:

• Concombres tranchés avec du guacamole : Tremper les tranches de concombre dans du guacamole fait maison pour une collation rafraîchissante.

Dîner:

• Wraps de dinde ou de laitue végétarienne : Remplissez de grandes feuilles de laitue avec de la dinde hachée assaisonnée ou des légumes sautés, tels que des champignons, des poivrons et des oignons. Ajoutez des herbes fraîches et un filet de tahini.

• Salade de quinoa : Préparez une salade de quinoa avec des dés de concombre, des tomates cerises, du fromage feta et une vinaigrette citron-olive.

Jour 3 :

Petit-déjeuner:

• Hachis de patates douces : faites sauter des patates douces en dés avec des oignons, des poivrons et des épinards. Assaisonnez avec des herbes comme le romarin ou le thym.

• Œufs pochés : surmontez le hachis de patates douces avec quelques œufs pochés pour ajouter des protéines.

Déjeuner:

• Salade méditerranéenne : mélangez des légumes verts, des tomates cerises, des tranches de concombre, des olives Kalamata, du fromage feta et une vinaigrette à l'huile d'olive et au citron.

• Brochettes de crevettes ou de tofu grillées : faites griller des brochettes de crevettes ou de tofu avec une pincée de jus de citron, d'ail et d'épices méditerranéennes.

Snack :

• Tranches de pomme au beurre d'amande : Tremper les tranches de pomme dans une portion de beurre d'amande pour une collation satisfaisante.

Dîner:

• Poulet au four ou tofu aux herbes : faites cuire une poitrine de poulet ou du tofu avec un mélange d'herbes fraîches, d'ail et d'un filet d'huile d'olive. Servir avec un côté de légumes rôtis, tels que le brocoli, les carottes et le chou-fleur.

• Riz brun ou quinoa : savourez une petite portion de riz brun cuit ou de riz brun comme accompagnement nutritif.

Liste de courses

Voici un guide pour vous aider à compiler votre liste d'épicerie anti-inflammatoire :

Grains entiers :

• Quinoa

• Riz brun

• Pain de blé entier ou wraps

• Flocons d'avoine

• Pâtes à grains entiers

Graisses saines :

• Huile d'olive extra vierge

• L'huile d'avocat

• Huile de noix de coco (facultatif)

• Noix et beurres de noix (amandes, noix, beurre d'amande)

• Graines (graines de lin, graines de chia)

• Légumes verts (épinards, chou frisé, roquette)

• Légumes colorés (poivrons, brocoli, chou-fleur, carottes)

• Légumes crucifères (choux, choux de Bruxelles)

• Tomates

• Concombres

• Avocats

• Baies (myrtilles, fraises, framboises)

• Agrumes (citrons, oranges)

• Apples

• Bananes

• Patates douces

• Oignons

• Ail

• Gingembre

• Herbes fraîches (curcuma, basilic, coriandre, romarin)

Protéine:

• Poissons gras (saumon, maquereau, sardines)

• Poulet sans peau ou poitrine de dinde

• Coupes maigres de boeuf ou de porc (si désiré)

• Tofu ou tempeh (pour les options végétariennes ou végétaliennes)

• Œufs

• yaourt grec

• Légumineuses (poissons, lentilles, haricots noirs)

• Noix et graines (amandes, noix, graines de chia, graines de lin)

Alternatives laitières ou laitières :

• yaourt grec

• Lait d'amande, lait de coco ou autres alternatives non laitières (si vous préférez)

Épices et assaisonnements :

• Curcuma

• Gingembre

• Cannelle

• Poudre d'ail

• Poudre d'oignon

• Paprika

• Cumin

• Sel de mer

• Père noir

Autres agrafes pour garde-manger :

• Légumineuses en conserve ou séchées (chiches, lentilles, haricots noirs)

• Tomates en conserve

• Bouillon de légumes ou de poulet à faible teneur en sodium

• Vinaigres (vinaigre de pomme, vinaigre balsamis)

• Herbes et épices (basilic séché, oregano, thym)

• Édulcorants naturels (miel, arôme de marne, stévia)

CHAPITRE DEUX

Directives pour les recettes de régimes anti-inflammatoires :

Green Detox Smoothie :

Ingrédients:

• 1 photo

• 1/2 tasse de concombre, tranché

• 1/2 tasse de morceaux d'ananas

• 1/2 petit avocat

• 1 cuillère à soupe de jus de citron frais

• 1/2 tasse de lait d'amande non sucré

• 1/2 tasse de sauce

Instructions :

1. Dans un mélangeur, combiner tous les ingrédients.

2. Mélanger jusqu'à consistance lisse et crémeuse.

3. Ajouter plus de lait d'amande si nécessaire pour atteindre la consistance désirée.

4. Verser dans un verre et servir immédiatement.

Informations nutritionnelles par portion : Calories : 141 Protéines : 3 g Glucides : 17 g Lipides : 8 g Fibres : 5 g

Steaks de chou-fleur au curcuma cuits au four :

Ingrédients:

• 1 chou-fleur moyen

• 2 cuillères à soupe d'huile d'olive extra vierge

• 1 cuillère à café de curcuma moulu

• 1/2 cuillère à café de cumin moulu

• 1/2 cuillère à café de poivre

Sel et poivre au goût

• Persil frais pour la garniture (facultatif)

Instructions:

1. Préchauffer le four à 425°F (220°C).

2. Retirez les feuilles de la tête de chou-fleur et coupez la tige, en laissant le noyau intact.

3. Trancher le chou-fleur verticalement en "steaks" de 1 pouce d'épaisseur.

4. Dans un petit bol, mélanger l'huile d'olive, le curcuma, le cumin, le paprika, le sel et le poivre.

5. Badigeonner les deux côtés des steaks de chou-fleur avec le mélange d'épices.

6. Placez les steaks de chou-fleur sur une plaque de cuisson recouverte de papier sulfurisé.

7. Cuire au four préchauffé pendant 20 à 25 minutes, ou jusqu'à ce que le chou-fleur soit tendre et doré, en retournant à mi-chemin.

8. Garnir de persil frais si désiré et servir.

Informations nutritionnelles par portion (2 portions) : Calories : 110 Protéines : 4 g Glucides : 10 g Lipides : 7 g Fibres : 5 g

Poivrons farcis au quinoa :

Ingrédients:

• 2 cloches (de n'importe quelle couleur), coupées en deux et épépinées

• 1 tasse d'huile cuite

• 1/2 tasse de haricots noirs en conserve, rincés et égouttés

• 1/2 tasse de grains de maïs (frais ou congelés)

• 1/4 tasse de tomates en dés

• 2 cuillères à soupe de coriandre fraîche hachée

• 1 cuillère à soupe de jus de citron vert frais

• 1/2 cuillère à thé de cumin moulu

• Sel et poivre au goût

Instructions :

1. Préchauffez le four à 375°F (190°C).

2. Placez les moitiés de poivron sur une plaque à pâtisserie.

3. Dans un bol à mélanger, mélangez le duuino cuit, les haricots noirs, les grains de maïs, les tomates en dés, la coriandre, le jus de citron vert, le cumin, le sel et le poivre. Bien mélanger.

4. Versez le mélange de duinoa dans les moitiés de la cloche, en les remplissant même.

5. Cuire au four chaud pendant 25 à 30 minutes ou jusqu'à ce que les poivrons soient tendres et légèrement dorés.

6. Retirer du four et laisser refroidir légèrement avant de servir.

Information nutritionnelle par portion (portion 2) : Calories : 178 Protéines : 7 g Glucides : 32 g Lipides : 2 g Fibres : 9 g

Crevettes au citron et à l'ail avec quinoa :

Ingrédients:

• 8 oz de crevettes décortiquées et déveinées

• 1 table d'huile d'olive extra vierge

• 2 gousses d'ail, hachées

• Zest de 1 citron

• Jus de 1 citron

• 1/2 cuillère à café d'orge séché

• Sel et poivre au goût

• 1 tasse d'huile cuite

• Persil frais pour la garniture (optionnel)

Instructions :

1. Faites chauffer l'huile d'olive dans une poêle à feu moyen.

2. Ajoutez l'ail haché et faites cuire pendant 1 minute jusqu'à ce qu'il soit parfumé.

3. Ajoutez les crevettes à la poêle et faites cuire pendant 2-3 minutes de chaque côté jusqu'à ce qu'elles soient roses et bien cuites.

4. Saupoudrer de zeste de citron, de jus de citron, d'origan séché, de sel et de poivre sur les crevettes. Remuer pour enrober uniformément.

5. Servez les crevettes cuites sur un lit de duuine cuite.

6. Garnir de persil frais si désiré.

Informations nutritionnelles par portion (pour 2 personnes) : Calories : 225 Protéines : 25 g Glucides : 14 g Lipides : 9 g Fibres : 2 g

Choux de Bruxelles rôtis avec glaçage balsamique :

Ingrédients:

• 1 livre de choux de Bruxelles, parés et coupés en deux

• 2 cuillères à soupe d'huile d'olive extra vierge

Sel et poivre au goût

• 2 cuillères à soupe de vinaigre balsamique

• 1 chambre (en option)

Instructions:

1. Préchauffer le four à 400°F (200°C).

2. Dans un grand bol, mélanger les choux de Bruxelles avec l'huile d'olive, le sel et le poivre jusqu'à ce qu'ils soient uniformément sautés.

3. Étalez les choux de Bruxelles en une seule couche sur une plaque de cuisson recouverte de papier sulfurisé.

4. Rôtir au four préchauffé pendant 20 à 25 minutes, ou jusqu'à ce que les choux de Bruxelles soient tendres et caramélisés, en remuant à mi-chemin.

5. Dans un petit bol, fouetter ensemble le vinaigre balsamique et le miel (si vous en utilisez).

6. Arroser le glaçage balsamique sur les choux de Bruxelles rôtis et mélanger pour enrober.

7. Servir comme plat d'accompagnement ou sur un lit de duinoa cuit ou de riz brun.

Informations nutritionnelles par portion (2 portions) : Calories : 128 Protéines : 5 g Glucides : 15 g Lipides : 7 g Fibres : 6 g

Salade d'épinards aux baies aux noix :
Ingrédients:

• 2 tasses d'aliments pour bébé

• 1/2 tasse de baies mélangées (fraises, myrtilles, framboises)

• 2 noix hachées

• 2 cuillères à soupe de fromage feta émietté (optionnel)

• 1 cuillère à soupe de vinaigre balsamique

• 1 cuillère à soupe d'huile d'olive extra vierge

• 1/2 càc de moutarde de Dijon

• Sel et poivre au goût

Instructions:

1. Dans un grand bol, combiner les épices pour bébés, les baies mélangées, les noix hachées et le fromage feta émietté (le cas échéant).

2. Dans un petit bol, fouetter ensemble le vinaigre balsamique, l'huile d'olive, la moutarde de Dijon, le sel et le poivre pour faire la vinaigrette.

3. Arroser la vinaigrette sur la salade et remuer pendant une heure paire.

4. Servir comme salade d'accompagnement rafraîchissante et nutritive.

Informations nutritionnelles par portion (2 portions) : Calories : 162 Protéines : 4 g Glucides : 10 g Lipides : 13 g Fibres : 3 g

Sauté de lentilles et de légumes :

Ingrédients:

• 1 tasse de lentilles vertes trempées

• 1 mélange de légumes (poivrons, brocoli, carottes, épinards)

• 2 gousses d'ail, hachées

• 1 cuillère à table de sauce faible en sodium

• 1 cuillère à soupe d'huile de sésame

• 1/2 cuillère à café de gingembre moulu

• 1/4 cuillère à café de flocons de piment rouge (facultatif)

• Sel et poivre au goût

• Coriandre fraîche pour la garniture (facultatif)

Instructions :

1. Chauffer l'huile de sésame dans une poêle ou un wok à feu moyen.

2. Ajouter l'ail haché et cuire pendant 1 minute jusqu'à ce qu'il soit parfumé.

3. Ajouter les légumes mélangés et cuire pendant 4 à 5 minutes jusqu'à ce qu'ils soient tendres.

4. Incorporer les lentilles cuites, la sauce soja, le gingembre moulu, les flocons de piment rouge (le cas échéant), le sel et le poivre.

5. Cuire pendant 2-3 minutes supplémentaires, en remuant de temps en temps.

6. Retirer du feu et garnir de coriandre fraîche si désiré.

7. Servir comme plat principal savoureux et nutritif.

Informations nutritionnelles par portion (2 portions) : Calories : 231 Protéines : 14 g Glucides : 31 g Lipides : 7 g Fibres : 11 g

Salade de quinoa au curcuma :

Ingrédients:

- 1 cy cooкed dul uiноa

- 1 tasse de tomates cerises, coupées en deux

- 1 tasse de concombre, coupé en dés

- 1/4 tasse d'oignon rouge, haché finement

- 1/4 de tasse de coriandre fraîche, hachée

- 2 comprimés d'huile d'olive extra vierge

- 1 cuillère à soupe de jus de citron frais

- 1 cuillère à café de curcuma moulu

- Sel et poivre au goût

Instructions :

1. Dans un grand bol, mélangez la sauce, les tomates cerises, le concombre, l'oignon rouge et la coriandre.

2. Dans un petit bol, fouetter ensemble l'huile d'olive, le jus de citron, le curcuma, le sel et le poivre.

3. Versez la vinaigrette sur le mélange de duuinoa et mélangez jusqu'à ce qu'elle soit bien mélangée.

4. Servir frais.

Informations nutritionnelles fournies (section 2) : Calorique : 235 Protéines : 5g Glu : 26g Lipides : 13g Fibres : 4g

Saumon au four à l'ail et aux épinards :

Ingrédients:

• 2 filets de saumon (4 oz chacun)

• 2 gousses d'ail, hachées

• 2 tasses d'épinards frais

• 1 table d'huile d'olive extra vierge

• Sel et poivre au goût

Instructions:

1. Préchauffer le four à 400°F (200°C).

2. Placer les filets de saumon sur une plaque recouverte de papier sulfurisé.

3. Arrosez le saumon d'huile d'olive et saupoudrez d'ail haché, de sel et de poivre uniformément sur chaque filet.

4. Cuire au four chaud pendant environ 12-15 minutes ou jusqu'à ce que le saumon soit bien cuit.

5. Pendant que le saumon cuit, chauffer l'huile d'olive dans une poêle à feu moyen.

6. Ajouter les épinards et faire sauter jusqu'à ce qu'ils soient flétris, environ 3-4 minutes.

7. Servir le saumon cuit au four sur les épinards sautés.

Informations nutritionnelles par portion (pour 2 personnes) : Calories : 235 Protéines : 26 g Glucides : 2 g Lipides : 14 g Fibres : 1 g

Smoothie au gingembre et au curcuma :

Ingrédients :

• 1 tasse de lait d'amande non sucré

• 1/2 banane congelée

• 1/2 tasse de morceaux de pomme congelés

• 1/2 cuillère à café de gingembre moulu

• 1/2 cuillère à café de curcuma moulu

• 1 cuillère à soupe de graines de chia

• 1 cuillère à soupe de beurre d'amande

• 1 cuillère à café de miel (en général)

Instructions :

1. Dans un mélangeur, combiner tous les ingrédients.

2. Mélanger jusqu'à consistance lisse et crémeuse.

3. Goûter et ajuster la douceur avec du miel si désiré.

4. Versez dans un verre et servez immédiatement.

Informations nutritionnelles par portion : Calories : 208
Protéines : 5 g Glucides : 23 g Lipides : 12 g Fibres : 8 g

Salade méditerranéenne au fromage :
Ingrédients:

• 1 boîte (15 oz) de chickpeas, rincée et égouttée

• 1 sucombre, mort

• 1 tomate cerise, coupée en deux

• 1/4 oignon rouge, haché finement

- 1/4 tasse d'olives Kalamata, tranchées et tranchées

- 2 cuillères à soupe de jus de citron frais

- 1 cuillère à soupe d'huile d'olive extra vierge

- 1/2 cuillère à café d'origan séché

- Sel et poivre au goût

- 2 cuillères à table de fromage feta émietté (en option)

Instructions :

1. Dans un grand bol, combiner les poulets, le concombre, les tomates cerises, l'oignon rouge et les olives Kalamata.

2. Dans un petit bol, fouetter ensemble le jus de citron, l'huile d'olive, l'origan séché, le sel et le poivre.

3. Versez la vinaigrette sur le mélange de poulet et mélangez jusqu'à ce qu'elle soit bien mélangée.

4. Saupoudrer de fromage feta émietté si désiré.

5. Servir frais.

Informations nutritionnelles par portion (pour 2 personnes) : Calories : 225 Protéines : 9 g Glucides : 29 g Lipides : 9 g Fibres : 9 g

Poulet grillé au curcuma :

Ingrédients:

• 2 poitrines de poulet désossées et sans peau (4 oz chacune)

• 1 cuillère à soupe d'huile d'olive extra vierge

• 1 càc de curcuma moulu

• 1/2 cuillère à café de cumin moulu

• 1/2 cuillère à café de poudre

• Sel et poivre au goût

Instructions :

1. Préchauffez le gril à feu moyen-élevé.

2. Dans un petit bol, mélanger l'huile d'olive, le curcuma, le cumin, le paprika, le sel et le poivre.

3. Frottez uniformément le mélange d'épices sur les poitrines de poulet.

4. Placer le steak sur le gril et cuire environ 6 à 8 minutes jusqu'à ce qu'il soit bien cuit.

5. Retirer du gril et laisser reposer quelques minutes avant de servir.

6. Servir avec votre choix de légumes cuits à la vapeur ou une salade d'accompagnement.

Informations nutritionnelles par portion (2 portions) : Calories : 220 Protéines : 28 g Glucides : 1 g Lipides : 11 g Fibres : 0 g

Chou-fleur rôti au curcuma :
Ingrédients:

• 1 petit chou-fleur coupé en fleurs

• 2 cuillères à soupe d'huile d'olive extra vierge

• 1 cuillère à café de curcuma moulu

• 1/2 cuillère à café de sumin moulu

• 1/2 cuillère à café d'ail

• Sel et poivre au goût

Instructions :

1. Préchauffez le four à 425°F (220°C).

2. Dans un grand bol, combiner les bouquets de chou-fleur, l'huile d'olive, le curcuma, le cumin, la poudre d'ail, le sel et le poivre. Mélanger jusqu'à ce que le chou-fleur soit uniformément enrobé.

3. Étalez le chou-fleur en une seule couche sur une plaque à pâtisserie.

4. Rôtir au four préchauffé pendant environ 20 à 25 minutes, ou jusqu'à ce qu'il soit doré et tendre, en remuant à mi-chemin.

5. Retirer du four et laisser refroidir légèrement avant de servir.

Informations nutritionnelles par portion (2 portions) : Calories : 100 Protéines : 4 g Glucides : 10 g Lipides : 6 g Fibres : 4 g

Saumon au citron et aux herbes cuit au four :

Ingrédients:

• 2 filets de saumon (4 oz chacun)

• 1 table d'huile d'olive extra vierge

• Jus de 1 citron

• 1 cuillère à café d'aneth séché

• 1/2 cuillère à café de thym séché

• Sel et poivre au goût

Instructions:

1. Préchauffer le four à 400°F (200°C).

2. Placez les filets de saumon sur une plaque à pâtisserie tapissée de papier sulfurisé.

3. Arroser le saumon d'huile d'olive et de jus de citron.

4. Saupoudrer d'aneth séché, de thym séché, de sel et de poivre uniformément sur chaque filet.

5. Cuire au four préchauffé pendant environ 12 à 15 minutes ou jusqu'à ce que le saumon soit bien cuit et se défasse facilement avec une fourchette.

6. Servir avec des légumes cuits à la vapeur ou une salade verte mélangée.

Informations nutritionnelles par portion (pour 2 personnes) : Calories : 223 Protéines : 24 g Glucides : 1 g Lipides : 14 g Fibres : 0 g

Légumes sautés au gingembre et au curcuma :

Ingrédients :

• 2 tasses de légumes mélangés (brocoli, poivrons, carottes, pois mange-tout)

• 1 cuillère à soupe d'huile d'olive extra vierge

• 1 cuillère à café de gingembre frais râpé

• 1/2 cuillère à café de curcuma moulu

• 1 cuillère à soupe de sauce soja faible en sodium

• 1 cuillère à soupe de vinaigre de riz

• 1/2 cuillère à café de miel (en général)

• Sel et poivre au goût

Instructions :

1. Chauffer l'huile d'olive dans une grande poêle ou un wok à feu moyen-élevé.

2. Ajouter les légumes mélangés et faire sauter pendant 4 à 5 minutes jusqu'à ce qu'ils soient tendres et croustillants.

3. Incorporer le gingembre râpé et le curcuma moulu, et cuire pendant 1 à 2 minutes supplémentaires.

4. Dans un petit bol, fouetter ensemble la sauce soja, le vinaigre de riz, le miel (le cas échéant), le sel et le poivre.

5. Versez la sauce sur les légumes et remuez pour enrober uniformément.

6. Cuire encore 1 à 2 minutes, jusqu'à ce que la sauce épaississe légèrement.

7. Retirer du feu et servir comme plat savoureux ou avec du quinoa cuit ou du riz brun.

Informations nutritionnelles par portion (pour 2 personnes) : Calories : 109 Protéines : 3 g Glucides : 14 g Lipides : 6 g Fibres : 4 g

Poivrons farcis au quinoa et aux légumes :

Ingrédients:

• 2 poivrons (de n'importe quelle couleur), coupés en deux et épépinés

• 1 photo prise de vue

• 1/2 tasse de zusshini

• 1/2 tasse de jus jaune coupé en dés

• 1/4 tasse d'oignon rouge coupé en dés

• 1/4 tasse de tomates en dés

• 2 cuillères à soupe de persil frais haché

• 1 cuillère à soupe d'huile d'olive extra vierge

• 1/2 c. à thé d'orge séché

• Sel et poivre au goût

Instructions:

1. Préchauffer le four à 375°F (190°C).

2. Placez les moitiés de poivron sur une plaque de cuisson recouverte de papier sulfurisé.

3. Dans un grand bol, combiner le quinoa cuit, les courgettes coupées en dés, le sud en dés jaune, l'oignon rouge en dés, les tomates en dés, le persil haché, l'huile d'olive, l'origan séché, alt, et plus. Bien mélanger.

4. Versez le mélange de duuinoa dans les moitiés de poivrons, en les remplissant uniformément.

5. Cuire au four préchauffé pendant 25 à 30 minutes, ou jusqu'à ce que les poivrons soient tendres et légèrement dorés.

6. Retirer du four et laisser refroidir légèrement avant de servir.

Informations nutritionnelles par portion (pour 2 personnes) : Calories : 159 Protéines : 5 g Glucides : 25 g Lipides : 6 g Fibres : 6 g

Curcuma-Gingembre Lentilles Sour :

Ingrédients:

• 1 tasse de lentilles corail

• 4 tasses de bouillon de légumes

• 1 petit oignon, haché

• 2 gousses d'ail, hachées

• 1 table de gingembre frais râpé

• 1 cuillère à café de curcuma moulu

• 1/2 cuillère à café de sumin moulu

• 1/2 cuillère à café de paprika

• Sel et poivre au goût

Coriandre fraîche pour la garniture (facultatif)

Instructions :

1. Rincez les lentilles rouges sous l'eau froide.

2. Dans une grande casserole, combiner les lentilles, le bouillon de légumes, l'oignon coupé en dés, l'ail haché, le gingembre râpé, le curcuma moulu, le cumin moulu, le paprika, le sel et le poivre.

3. Porter le mélange à ébullition à feu moyen-élevé.

4. Réduisez le feu à doux et laissez mijoter pendant 20 à 25 minutes, ou jusqu'à ce que les lentilles soient cuites et tendres.

5. Utilisez un mélangeur à immersion ou un mélangeur ordinaire pour réduire la soupe en purée jusqu'à ce qu'elle soit lisse.

6. Goûtez et ajustez l'assaisonnement si nécessaire.

7. Servir chaud, garni de coriandre fraîche si désiré.

Informations nutritionnelles par portion (2 portions) : Calories : 231 Protéines : 15 g Glucides : 41 g Lipides : 1 g Fibres : 14 g

Poulet au curcuma cuit au four :

Ingrédients:

• 2 poitrines de poulet désossées et sans peau

• 1 cuillère à soupe d'huile d'olive extra vierge

• 1 cuillère à café de curcuma moulu

• 1/2 c. à thé de cumin moulu

• 1/2 cuillère à café de poudre

• 1/4 cuillère à café de poudre d'ail

• Sel et poivre au goût

• Quartiers de citron frais pour servir

Instructions:

1. Préchauffez le four à 400°F (200°C).

2. Frottez les poitrines de poulet avec de l'huile d'olive et placez-les dans un plat allant au four.

3. Dans un petit bol, mélanger le curcuma, le cumin, l'ail, l'ail, le sel et le poivre. Bien mélanger.

4. Saupoudrez uniformément le mélange d'épices sur les poitrines de poulet, en frottant pour enrober les deux côtés.

5. Cuire au four préchauffé pendant 20 à 25 minutes, ou jusqu'à ce que le poulet soit trempé et qu'il ne soit plus rose au centre.

6. Retirer du four et laisser reposer quelques minutes avant de trancher.

7. Servir avec des quartiers de citron frais pour une explosion de saveurs d'agrumes.

Informations nutritionnelles par portion (2 portions) : Calories : 180 Protéines : 27 g Glucides : 2 g Lipides : 7 g Fibres : 1 g

Salade de quinoa aux légumes rôtis :

Ingrédients:

• 1 tasse d'huile cuite

• 1 tasse de légumes rôtis mélangés (poivrons, courgettes, aubergines, tomates cerises)

• 2 cuillères à soupe de basilic frais haché

• 1 cuillère à soupe d'huile d'olive extra vierge

• 1 cuillère à soupe de vinaigre balsamique

• Sel et poivre au goût

• Fromage feta émietté pour la garniture (facultatif)

Instructions:

1. Dans un grand bol, combiner le quinoa cuit, les légumes rôtis, le basilic haché, l'huile d'olive, le vinaigre balsamique, le sel et le poivre. Bien mélanger.

2. Goûtez et ajustez l'assaisonnement si nécessaire.

3. Servir à température ambiante ou réfrigéré.

4. Garnir de fromage feta émietté si désiré.

Informations nutritionnelles par portion (2 portions) : Calories : 208 Protéines : 6 g Glu : 28 g Lipides : 9 g Fibres : 5 g

Chia Seed Pudding:

Ingrédients:

• 2 tables de graines de chia

• 1/2 tasse de lait d'amande non sucré (ou de lait non laitier)

• 1/2 cuillère à café d'extrait de vanille pur

• 1 cuillère à café d'érable épais (orthional)

• Baies fraîches pour le torring

Instructions:

1. Dans un petit bol ou un bocal, mélanger les graines, le lait d'amande, l'extrait de vanille et le sel (le cas échéant). Bien mélanger.

2. Couvrir et réfrigérer toute la nuit, ou pendant au moins 2 heures, jusqu'à ce que le mélange épaississe et que le fromage absorbe le liquide.

3. Remuez le mélange avant de servir.

4. Garnir de baies fraîches.

5. Profitez d'un petit-déjeuner ou d'une collation sains et nutritifs.

Informations nutritionnelles par portion (1 portion) : Calories : 140 Protéines : 5 g Glucides : 13 g Lipides : 8 g Fibres : 9 g

Salade de patates douces rôties et chou frisé :

Ingrédients:

• 2 tranches de rotato sucré

• 2 tasses de chou frisé haché

• 1 table d'huile d'olive extra vierge

- 1/2 cuillère à café de cumin moulu

- 1/4 de cuillère à café de paprika fumé

- Sel et poivre au goût

- 2 cuillers à table de fromage de chèvre émietté (facultatif)

- 2 noix hachées

Instructions :

1. Préchauffez le four à 400°F (200°C).

2. Dans un bol, mélanger les patates douces en cubes avec de l'huile d'olive, du cumin moulu, du paprika fumé, du sel et du poivre jusqu'à ce qu'ils soient bien enrobés.

3. Étalez les patates douces en une seule couche sur une plaque à pâtisserie recouverte de papier sulfurisé.

4. Rôtir dans le four préchauffé pendant 20 à 25 minutes, ou jusqu'à ce que les patates douces soient tendres et légèrement dorées, en remuant à mi-chemin.

5. Dans un grand bol, mélanger les patates douces rôties et le chou frisé haché.

6. Si vous en utilisez, saupoudrez de fromage de chèvre émietté et de noix hachées sur la salade.

7. Servir en plat chaud ou froid.

Informations nutritionnelles par portion (2 portions) : Calories : 207 Protéines : 4 g Glucides : 23 g Lipides : 13 g Fibres : 4 g

Salade grecque au quinoa:

Ingrédients:

• 1 photo prise de vue

• 1 eau sur dés

• 1 tasse de tomates cerises coupées en deux

• 1/2 tasse de perrer en forme de cloche rouge

• 1/4 de sirop d'oignon rouge haché

• 1/4 de sirop d'olives Kalamata dénoyautées, tranchées

• 2 cuillères à soupe de fromage feta émietté

• 2 cuillères à soupe d'huile d'olive extra vierge

• 1 cuillère à soupe de jus de citron

• 1 cuillère à café d'origan séché

• Sel et poivre au goût

instructions:

1. Dans un grand bol, combiner le quinoa cuit, le sucumber, les tomates cerises, le poivron rouge, l'oignon rouge, les olives Kalamata et le fromage feta.

2. Dans un petit bol, fouetter ensemble l'huile d'olive, le jus de citron, l'origan séché, le sel et le poper.

3. Versez la vinaigrette sur le mélange de duinoa et remuez jusqu'à ce qu'elle soit bien imbibée.

4. Goûtez et rectifiez l'assaisonnement si nécessaire.

5. Laisser mariner la salade au réfrigérateur pendant au moins 30 minutes avant de servir.

6. Servir frais comme une salade rafraîchissante et nutritive.

Information nutritionnelle par portion (4 portions) :
Calories : 214 Protéines : 6 g Glucides : 23 g Lipides :
12 g Fibres : 4 g

Sauté de légumes arc-en-ciel :

Ingrédients:

• 1 cuillère à soupe d'huile d'olive

• 1 petit oignon, tranché

• 1 rerrer de cloche, tranché

• 1 fleurons sur brossoli

• 1 carottes surtranchées

• 1 tasse de champignons tranchés

• 1 tasse de petits pois

• 2 gousses d'ail, hachées

• 2 cuillères à soupe de sauce soja à faible teneur en
sodium

• 1 cuillère à soupe de vinaigre de riz

• 1 cuillère à café de gingembre frais râpé

• 1/2 cuillère à café de flocons de piment rouge écrasés (en option)

• Sel et poivre au goût

• Graines de sésame pour la garniture (national)

Instructions :

1. Chauffer l'huile d'olive dans une grande poêle ou un wok à feu moyen-vif.

2. Ajouter l'oignon émincé, le poivron, le brocoli, les carottes, les champignons, l'ail et l'ail haché dans la poêle. Faire sauter pendant 5 à 7 minutes ou jusqu'à ce que les légumes soient tendres.

3. Dans un petit bol, fouetter ensemble la sauce, le vinaigre, le gingembre râpé, les flocons de piment rouge broyés (le cas échéant), le sel et le poivre.

4. Verser la sauce sur les légumes sautés et cuire jusqu'à ce qu'ils soient cuits.

5. Cuire pendant 1 à 2 minutes supplémentaires, jusqu'à ce que la sauce soit légère.

6. Retirer du feu.

7. Servir chaud, garni de graines de sésame si désiré.

Informations nutritionnelles par portion (pour 2 personnes) : Calories : 163 Protéines : 7 g Glucides : 23 g Lipides : 7 g Fibres : 7 g

Salade d'épinards aux baies aux amandes :

Ingrédients :

• 4 tasses de feuilles d'épice fraîches

• 1 tasse de baies mélangées (telles que des fraises, des myrtilles et des framboises)

• 1/4 tasse d'amandes tranchées

• 2 cuillères à soupe de vinaigre balsamique

• 1 cuillère à soupe d'huile d'olive extra vierge

• 1 c. à thé de miel ou de sirop d'érable

• Sel et poivre au goût

Instructions :

1. Dans un grand bol, combiner des feuilles d'épice fraîches, des baies mélangées et des amandes tranchées.

2. Dans un petit bol, fouetter ensemble le vinaigre balsamique, l'huile d'olive, le miel ou le sirop d'érable, le sel et le poivre.

3. Versez la vinaigrette sur la salade et mélangez doucement pour enrober.

4. Servir immédiatement comme une salade rafraîchissante et riche en nutriments.

Informations nutritionnelles par portion (pour 2 personnes) : Calories : 123 Protéines : 4 g Glucides : 12 g Lipides : 8 g Fibres : 4 g

Smoothie vert:

Ingrédients:

• 1 épinette fraîche

• 1/2 tasse de concombre, haché

• 1/2 morceaux d'ananas

• 1/2 banane moyenne

• 1/2 tasse de lait d'amande non sucré (ou tout lait non laitier)

• 1 cuillère à soupe de graines de chia

• Glaçons (ordinaires)

Instructions:

1. Dans un mélangeur, mélanger le concombre, les morceaux d'ananas, la banane, le lait d'amande et les graines de chia.

2. Mélanger jusqu'à consistance lisse et crémeuse.

3. Si vous le souhaitez, ajoutez des cubes et mélangez à nouveau jusqu'à ce qu'ils soient bien combinés.

4. Versez dans un verre et savourez un petit-déjeuner ou une collation rafraîchissante et nutritive.

Informations nutritionnelles par portion (1 portion) : Calories : 153 Protéines : 5 g Glucides : 28 g Lipides : 5 g Fibres : 9 g

Saumon rôti au four au citron et à l'aneth :
Ingrédients:

• 2 filets de saumon (4-6 onces chacun)

• Jus de 1 citron

• Zest d'1 citron

• 1 cuillère à soupe d'aneth frais haché

• 1 cuillère à soupe d'huile d'olive extra vierge

• Sel et poivre au goût

Instructions :

1. Préchauffez le four à 400°F (200°C).

2. Placez les filets de saumon sur une plaque à pâtisserie tapissée de papier sulfurisé.

3. Dans un petit bol, mélanger le jus de citron, le zeste de citron, l'aneth haché, l'huile d'olive, le sel et le poivre. Bien mélanger.

4. Versez le mélange citron-aneth sur les filets de saumon, en les enrobant uniformément.

5. Cuire au four préchauffé pendant 12 à 15 minutes, ou jusqu'à ce que le saumon soit bien cuit et se défasse facilement avec une fourchette.

6. Retirer du four et laisser reposer quelques minutes avant de servir.

Informations nutritionnelles par portion (2 portions) : Calories : 235 Protéines : 24 g Glucides : 1 g Lipides : 15 g Fibres : 0 g

Salade de betteraves rôties et roquette :

Ingrédients:

• 2 betteraves moyennes, rôties et coupées en dés

• 2 tranches de roquette

• 1/4 tasse de fromage feta émietté

• 2 tables de noix hachées

• 1 cuillère à soupe de vinaigre balsamique

• 1 table d'huile d'olive extra vierge

• Sel et poivre au goût

Instructions:

1. Dans un grand bol, combiner les betteraves rôties en dés, la roquette, le fromage feta émietté, les noix hachées, le vinaigre balsamique, l'huile d'olive, le sel et le poivre. Bien mélanger pour enrober.

2. Goûtez et ajustez l'assaisonnement si nécessaire.

3. Servir comme une salade rafraîchissante et nutritive.

Informations nutritionnelles par portion (2 portions) : Calories : 187 Protéines : 6 g Glucides : 13 g Lipides : 14 g Fibres : 4 g

Confiture de baies mélangées :

Ingrédients:

• 1 tasse de baies mélangées (fraises, myrtilles, framboises)

• 1 cuillère à soupe de graines de chia

• 1 cuillère à soupe de sirop d'érable pur (en option, pour la douceur)

Instructions:

1. Dans une petite casserole, combiner les baies mélangées et le sirop d'érable (le cas échéant). Cuire à feu moyen jusqu'à ce que les baies commencent à se décomposer et à libérer leur jus, en remuant parfois.

2. Écrasez les baies avec une fourchette ou un pilon à pommes de terre jusqu'à la consistance désirée.

3. Incorporer les graines de chia et cuire pendant 2-3 minutes supplémentaires, jusqu'à ce que la confiture épaississe.

4. Retirer du feu et laisser refroidir la confiture.

5. Transférer la confiture dans un bocal et réfrigérer pendant au moins 1 heure pour lui permettre de prendre.

6. Utilisez la confiture de baies mélangées comme tartinade sur du pain grillé, des crêpes ou du yogourt.

Informations nutritionnelles par portion (pour 4 personnes) : Calories : 35 Protéines : 1 g Glucides : 7 g Lipides : 1 g Fibres : 2 g

Riz de chou-fleur au curcuma :

Ingrédients:

• 1 petit chou-fleur, râpé ou rôti pour obtenir une texture semblable à celle du riz

• 1 cuillère à soupe d'huile d'olive extra vierge

• 1/2 cuillère à café de curcuma moulu

• 1/4 cuillère à café de cumin moulu

• 1/4 de cuillère à café de coriandre moulue

Sel et poivre au goût

• Saumon frais choré pour la garniture (national)

Instructions :

1. Faites chauffer l'huile d'olive dans une grande poêle ou une casserole à feu moyen.

2. Ajouter le chou-fleur râpé à la poêle et faire sauter pendant 3-4 minutes, en remuant fréquemment.

3. Ajouter le curcuma moulu, le sumin, la coriandre, le sel et le poivre dans la poêle. Remuez bien pour recouvrir uniformément le riz de chou-fleur avec les épices.

4. Poursuivre la cuisson pendant encore 3 à 4 minutes ou jusqu'à ce que la sauce soit tendre et bien cuite.

5. Goûtez et rectifiez l'assaisonnement si nécessaire.

6. Retirer du feu et garnir de coriandre fraîche chorée si désiré.

7. Servir comme une alternative savoureuse et à faible teneur en sucre au riz traditionnel.

Information nutritionnelle par portion (2 portions) : Calorique : 98 Protéines : 4 g Glucides : 8 g Lipides : 7 g Fibres : 4 g

Saumon au four aux asperges :
Ingrédients:

• 2 filets de saumon (4-6 onces chacun)

• 1 botte d'asperges, parées

• 1 cuillère à soupe d'huile d'olive extra vierge

• 1 cuillère à soupe de jus de citron

• 1 gousse d'ail hachée

• Sel et poivre au goût

• Tranches de citron pour la garniture (en option)

Instructions :

1. Préchauffez le four à 400 °F (200 °C).

2. Placez les filets de saumon au centre d'une plaque de cuisson recouverte de papier sulfurisé.

3. Disposez les asperges autour du saumon sur la plaque de cuisson.

4. Dans un petit bol, fouetter ensemble l'huile d'olive, le jus de citron, l'ail haché, le sel et le poivre.

5. Arroser le mélange d'huile d'olive sur le saumon et l'ail, en s'assurant qu'ils sont bien enrobés.

6. Cuire au four préchauffé pendant 12 à 15 minutes ou jusqu'à ce que le saumon soit bien cuit et se défasse facilement à la fourchette.

7. Retirer du four et laisser reposer quelques minutes avant de servir.

8. Garnir de tranches de citron si désiré.

Informations nutritionnelles fournies (serveur 2) :
Calories : 224 Protéines : 24g Glu : 5g Lipides : 13g
Fibres : 2g

Tout au long de ce livre de cuisine, vous avez exploré un monde de saveurs vibrantes, d'ingrédients nourrissants et de combinaisons culinaires créatives qui ne sont pas seulement appréciez vos papilles gustatives, mais soutenez également les processus de guérison naturels de votre corps. Les recettes ont été soigneusement préparées pour mettre en valeur l'immense variété et la polyvalence des ingrédients anti-inflammatoires, garantissant que chaque repas que vous créez est un plaisir délectable. urney vers une santé optimale.

Au-delà des délicieuses réponses, vous avez acquis une compréhension approfondie de l'importance de l'information sur votre bien-être et de la spécificité de la nourriture Cela peut soit alimenter, soit apaiser cette inflammation. Armé de cette connaissance, vous êtes maintenant équipé pour faire des choix éclairés, transformant votre cuisine en un sanctuaire de guérison et de bien-être.

De plus, ce livre de cuisine vous a fourni des outils inestimables et des conseils pratiques pour intégrer de manière transparente un mode de vie anti-inflammatoire dans votre routine quotidienne. Des conseils de planification des repas aux substituts d'ingrédients et aux éléments essentiels du garde-manger, vous avez obtenu les ressources nécessaires pour maintenir ce changement de mode de vie et continuez votre voyage vers une santé éclatante.

N'oubliez pas qu'adopter un régime anti-inflammatoire n'est pas simplement un effort temporaire, mais un engagement à vie à prendre soin de votre corps et à privilégier votre bien-être. La "Régime Anti-Inflammatoire" servira de compagnon constant sur votre chemin, vous offrant des possibilités infinies et un monde de délicieux souvenirs. cela soutient activement vos objectifs anti-inflammatoires.

Alors que vous savourez chaque bouchée et que vous vous délectez des saveurs qui dansent sur votre palais, sachez que vous nourrissez non seulement votre corps, mais aussi votre esprit. Embrassez la joie de cuisiner et le plaisir de vous nourrir avec des repas sains et anti-inflammatoires qui ont le pouvoir de guérir de l'intérieur.

www.ingramcontent.com/pod-product-compliance
Lightning Source LLC
Chambersburg PA
CBHW061724250726
48657CB00002B/760